BEI GRIN MACHT SICH IHR WISSEN BEZAHLT

AF135786

- Wir veröffentlichen Ihre Hausarbeit, Bachelor- und Masterarbeit

- Ihr eigenes eBook und Buch - weltweit in allen wichtigen Shops

- Verdienen Sie an jedem Verkauf

Jetzt bei www.GRIN.com hochladen und kostenlos publizieren

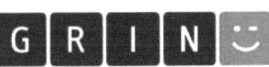

Bearbeitung von Fallbeispielen zu ausgewählten Teilbereichen eines betrieblichen Gesundheitsmanagements

Nina Arends

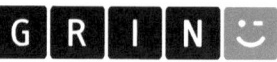

Bibliografische Information der Deutschen Nationalbibliothek:

Die Deutsche Nationalbibliothek verzeichnet diese Publikation in der Deutschen Nationalbibliografie; detaillierte bibliografische Daten sind im Internet über http://dnb.d-nb.de abrufbar.

ISBN: 9783346728722
Dieses Buch ist auch als E-Book erhältlich.

Druck und Bindung: Books on Demand GmbH, Norderstedt Germany
Gedruckt auf säurefreiem Papier aus verantwortungsvollen Quellen

Das vorliegende Werk wurde sorgfältig erarbeitet. Dennoch übernehmen Autoren und Verlag für die Richtigkeit von Angaben, Hinweisen, Links und Ratschlägen sowie eventuelle Druckfehler keine Haftung.

Das Buch bei GRIN: https://www.grin.com/document/1275520

Deutsche Hochschule für
Prävention und Gesundheitsmanagement
Hermann-Neuberger-Sportschule 3
66123 Saarbrücken

Hausarbeit

Name, Vorname	Arends, Nina
Studiengang	Prävention- und Gesundheitsmanagement
Studienmodul	Betriebliches Gesundheitsmanagement I
Datum Präsenzphase	05.07. – 07.07.2021
Aufgabe	Bearbeitung von Fallbeispielen zu ausgewählten Teilbereichen eines betrieblichen Gesundheitsmanagements

Inhaltsverzeichnis

1 TEILAUFGABE 1 – Belastungen in der Pflege-Residenz

Das erste Kapitel beschäftigt sich mit der Belastungseinschätzung für Pflegefachkräfte. Dabei gilt es, die zentralen Belastungsfaktoren dieser Berufsgruppe zu identifizieren und sie anhand eines Belastungs- und Beanspruchungskonzepts zu untersuchen.

1.1 Identifikation zentraler Belastungsfaktoren der Pflegefachkräfte

Die Pflegefachkräfte der Pflege-Residenz unterliegen sowohl einer sehr hohen psychischen/mentalen Belastung als auch einer hohen körperlichen/ergonomischen Belastung. Die folgende Tabelle zeigt die drei zentralen Belastungsfaktoren dieser Berufsgruppe der Pflegefachkräfte auf.

Zentrale Belastungsfaktoren der Pflegefachkräfte
I. **Unregelmäßige Arbeitszeiten**
<u>Begründung:</u>
Durch den ganztägigen Betreuungsbedarf der Senioren arbeiten die Pflegefachkräfte in mehreren Tagesschichten. Unregelmäßige Arbeitszeiten zwingen das Personal zu einer flexiblen und anpassungsfähigen Lebensweise. Dies kann eine Herausforderung darstellen, da das private Leben sich oftmals nicht so gestalten lässt (zum Beispiel durch schulpflichtige Kinder mit Unterstützungsbedarf). Zudem kann ein ständiger Schichtwechsel zu Schlaf- und Essstörungen führen, da der Körper sich an die ständige Änderung der Schlaf- und Esszeiten gewöhnen muss. Daher sind unregelmäßige Arbeitszeiten als hohe körperliche und psychische Belastung anzusehen.
II. **Hoher Termin- und Leistungsdruck**
<u>Begründung:</u>
Durch den Personalmangel (fehlende finanzielle Ausstattung, Jobunattraktivität, Erhöhung des Pflegebedarfs durch steigendes Durchschnittsalter der Mitarbeiter und Bewohner und steigende Fehlzeiten der Mitarbeiter) kommt es zu einer hohen Termindichte der arbeitenden Pflegefachkräfte und damit zu einem hohen Leistungsdruck. Die Verantwortung der Mitarbeiter ist groß. An ihnen hängt mitunter der Gesundheitszustand und das Wohlbefinden der Bewohner. Zudem haben die Mitarbeiter in der Pflege-Residenz eine lange Tätigkeitsliste

	für die sie für jeden Bewohner zuständig sind. Der hohe Termin- und Leistungs-druck ist somit ganz klar eine hohe psychische Belastung für das Pflegeperso-nal.
III.	**Ergonomische/Körperliche Belastungen** Begründung: Die Pflegefachkräfte haben durch ihren großen Aufgabenbereich (gesamte Kör-perpflege, Hilfe bei der Nahrungsaufnahme, Wechseln von Verbänden, Versor-gung von Wunden, Messen von Blutdruck, Temperatur, Puls, Atmung und der Betreuung von Schwerstkranken und Sterbenden) neben der psychischen Be-lastung (tägliche Auseinandersetzung mit Krankheit und Tod) eine hohe kör-perliche Belastung. Die Pflege und die Arbeit mit Menschen mit körperlichen Unterstützungsbedarf sorgt für teils sehr ungünstige Körperhaltungen und Fehl-belastungen der Arbeitskräfte. Durch die bisher fehlenden BGM-Maßnahmen gab es nur vereinzelte Rückenschulkurse, die nicht sicherstellen, dass die Pfle-gefachkräfte ergonomisch sinnvoll am Menschen unterstützen können. Zudem fehlen jegliche Arten von gesundheitsbezogenen Aktivitätsangeboten für die Mitarbeiter. Dies birgt ein hohes Risiko an Muskelskelettverletzungen und so-mit eine hohe Wahrscheinlichkeit an Personalausfällen (damit auch hohe Kos-ten für das Unternehmen) durch orthopädische Probleme.

Tab.1: Zentrale Belastungsfaktoren der Pflegefachkräfte

1.2 Belastungen aus verschiedenen Blickwinkeln

Betrachtet man die Belastungen aus unterschiedlichen Blickwinkeln, lässt sich feststellen, dass sie sowohl als gesund erhaltende Herausforderungen als auch als krankmachende Überbeanspruchungen gesehen werden können. Hier spielt das Belastungs- und Bean-spruchungskonzept eine große Rolle. Nach Ruhmert & Rutenfranz (1975, S. 8) hat es seinen Ursprung bereits in der Mitte der 70er Jahre gefunden. Sie haben im Auftrag des Bundesministers für Arbeit und Soziales den Zusammenhang zwischen beruflicher Tä-tigkeit und die Auswirkungen auf die Gesundheit der Beschäftigten untersucht. Diese Stellungnahme beruht auf bisherigen Erkenntnissen der Arbeitswissenschaft und der Feld- und Laborstudien an industriellen Arbeitsplätzen. Ruhmert & Rutenfranz definieren dabei die Belastung und die Beanspruchung wie folgt:

„Bei einer **Belastung** handelt es sich ausschließlich um objektive von außen her auf den Menschen einwirkende Größen und Faktoren, wobei deren Auswirkung im Menschen oder auf den Menschen unberücksichtigt bleibt.

Im Gegensatz hierzu kennzeichnet die **Beanspruchung** gerade diese Auswirkungen, die dadurch unterschiedlich sind, dass die konkreten und objektiven Belastungen auf unterschiedliche individuelle Eigenschaften und Fähigkeiten der Menschen treffen. Dies entspricht der natürlichen Gegebenheit, dass ein und dieselbe Belastung bei unterschiedlichen Menschen auch entsprechend ihrer unterschiedlichen Eigenschaften und Fähigkeiten verschiedene Beanspruchung „hervorruft".

Das entwickelte Belastungs- und Beanspruchungskonzept geht davon aus, dass eine vorliegende Arbeitsschwere unter dem Einfluss von situativen Faktoren (z.B. Dauer und Umgebungseinflüsse) eine Belastung hervorruft, die aufgrund des Antriebs (z.B. Motivation) und der Disposition (Fähigkeiten-Fertigkeiten) des Beschäftigten zunächst zu einer Aktivität und zu einer bestimmten Beanspruchung führt. Die Aktivität kann dabei auch durch emotionale und sonstige leistungsbestimmende Komponenten gesteuert werden. Die resultierende Beanspruchung führt entweder zu Anpassungen oder zu Funktionsminderungen. Das Ergebnis ist somit von verschiedenen Faktoren abhängig und kann an mehreren Stellen beeinflusst werden. Die folgende Abbildung verdeutlicht das beschriebene Wirkungsmodell.

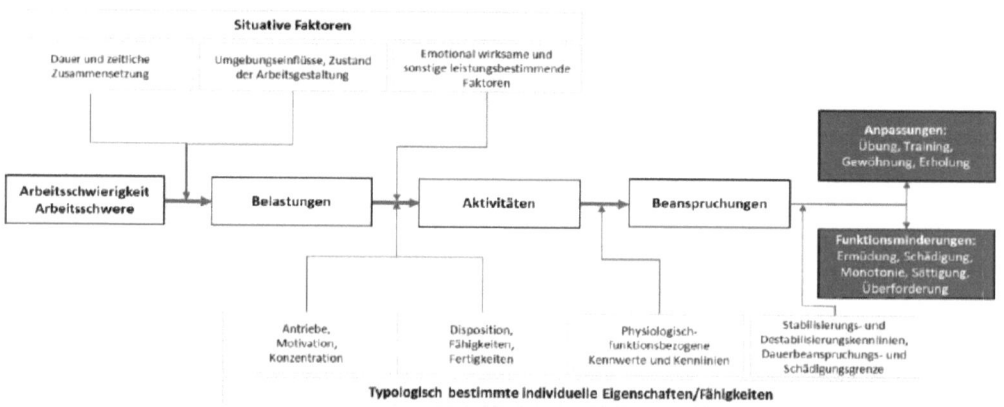

Abb.1: Das Belastungs-Beanspruchungs-Konzept (modifiziert nach Rohmert & Rutenfranz, 1975).

In der folgenden Tabelle werden jeweils zwei Beispiele für die gesundheitserhaltenden Herausforderungen und für die krankmachenden Überbeanspruchungen gegeben und zum Fallbeispiel der Pflege-Residenz unter der Berücksichtigung des Belastungs- und Beanspruchungskonzept angewandt und erläutert.

Belastungen als Herausforderung und Überbeanspruchung
Gesund erhaltend: Das Aufgabenfeld der Pflegefachkräfte ist nahezu immer das gleiche. Durch die Übung/Training und der routinemäßigen Abläufe kann ein Gefühl von (Selbst-)Sicherheit entstehen und dadurch das Empfinden von sicheren Strukturen und Motivation für Herausforderungen/neue Tätigkeiten. Es kann hier zu einem Anpassungseffekt kommen.
Gesund erhaltend: Die Pflegefachkräfte haben innerhalb ihrer Berufsgruppe einen großen Vorteil gegenüber der starken Entwicklung hin zu Krankheiten durch ständiges Sitzen. Ihr Job erfordert Bewegung, was sich positiv auf das Herz-Kreislaufsystem auswirkt. Gesundheitsorientierte Mitarbeiter können dies als positive Herausforderung sehen.
Krank machende Überbeanspruchung: Durch den Personalmangel in der Pflege-Residenz unterliegen die Pflegefachkräfte einem hohen Termin- und Leistungsdruck. Sie können dadurch ihre Arbeit (und damit auch den Ansprüchen an sich selbst) nicht immer so umfangreich gerecht werden. Auf Dauer ist dieser Zustand sehr ermüdend, es kommt zu Unzufriedenheit der Mitarbeiter, der Bewohner und damit auch zu einer schlechteren Arbeitsqualität/Funktionsminderung und Arbeitsausfälle (durch Burnout, Depressionen oder anderen psychischen Überforderungen).
Krank machende Überbeanspruchung: Die Pflegefachkräfte der Pflege-Residenz haben eine große körperliche Belastung. Sie pflegen alte Menschen mit Unterstützungsbedarf und somit assistieren sie die Senioren in jeder Lebenslage. Das ist verbunden mit hohen Traglasten, ungünstigen Körperhaltungen und der Voraussetzung von ergonomischer Anpassungen von Skelett- und Muskelapparat. Durch das fehlende betriebliche Gesundheitsmanagement fehlt die vollständige Gefährdungsbeurteilung und gesundheitsbezogene Aktivitäten. Vor allem die Pflegefachkräfte benötigen innerhalb ihrere Berufsgruppe die Aufklärung und Durchführung von gesundheitsgerechter Haltung am Arbeitsplatz um körperliche/orthopädische Verletzungen zu vermeiden. Auf Dauer führt diese Überbeanspruchung nicht nur zu einer Funktionsminderung, sondern zu Funktions- und damit zu Personalausfällen.

Tab.2: Belastungen als Herausforderung und Überbeanspruchung

2 TEILAUFGABE 2 – Handlungsansätze und Formulierung der Zielsetzung

Das zweite Kapitel beschäftigt sich mit der Findung von Handlungsansätzen und der Erstellung eines passenden Zielkonzepts für das BGM-Projekt der Pflege-Residenz. Die Ergebnisse werden folgend übersichtlich dargestellt und erläutert.

2.1 Priorisierung der Handlungsansätze

Auf Grundlage der vorgegebenen Unternehmensdaten sowie der identifizierten Belastungen aus Kapitel 1 werden die Bereiche mit dem größten Handlungsbedarf priorisiert aufgestellt und in der folgenden Tabelle begründet dargestellt.

Priorisierung der Handlungsansätze
Handlungsansatz Prio Nr.1: Verringerung von Fehlzeiten durch Maßnahmen der Verhaltensprävention/Optimierung der Arbeitsbedingungen
Begründung:
Die Pflege-Residenz unterliegt im Branchenvergleich seit mehreren Jahren einem durchschnittlich hohen Krankenstand der Mitarbeiter. Nach Behr, Rixgens & Badura (2008, S.31-41) ist dies ein Spätindikator innerhalb der betriebswirtschaftlichen Ergebnisse aus mangelnden Arbeitsbedingungen. Vermeiden/Verbessern lässt sich dies durch das Erkennen des Gesundheitszustands der Mitarbeiter. Dies ist nur möglich, indem sich die Pflegedienstleitungen auch für die Gesundheit der Mitarbeiter interessieren, sie messbar machen und die Arbeitsbedingungen optimieren. Priorität hat hier zunächst dafür zu sorgen, dass die Fehlzeiten der Mitarbeiter sich verringern, um eben für alle den unregelmäßigen Arbeitszeiten und dem Termin- und Leistungsdruck entgegenzuwirken. Dazu gehört beispielsweise auch, dass die Mitarbeiter durch gesundheitsfördende Präventions- und Gesundheitskurse lernen, wie sie sich innterhalb ihrer beruflichen Tätigkeit körperlich und psychisch gegen Fehlbelastungen schützen können.
Handlungsansatz Prio Nr.2: Förderung der Mitarbeitergesundheit und Arbeitsfähigkeit

Begründung:

Dieser Handlungsansatz knüpft an den Handlungsatz Prio Nr.1 an. Wie im Fallbeispiel der Pflege-Residenz zu sehen, ist die Förderung der Mitarbeitergesundheit und Arbeitsfähigkeit grundlegend dafür, dass überhaupt menschengerecht und zumutbar gearbeitet werden kann. Ein Unternehmen sollte grundlegend als Ziel haben, die Mitarbeiter so lange wie möglich, so gesund wie möglich und so zufrieden wie möglich beschäftigen zu können, um Zeit und Kosten zu sparen. Die Reduzierung von körperlichen und psychischen Fehlbelastungen steht an oberster Stelle. Ausschlaggebend sind hier die fehlenden Prozesse eines betrieblichen Gesundheitsmangement. Es fehlt die gesamtheitliche Gefährdungsbeurteilung, um physische und psychische Belastungen am Arbeitsplatz zu erkennen und zu verringern (§5 Abs. 3 ArbSchG). Diese muss zwingend eingeführt werden, um die Situation dort verbessern zu können. Diesbezüglich hat der Arbeitgeber Betriebsärzte und Fachkräfte für die Arbeitssicherheit zu bestellen (§1 ASiG).

Handlungsansatz Prio Nr.3: Schaffung gesundheitsförderlicher Arbeitsbedingungen (Ergonomie/Arbeitszeitmodelle/Work-Life-Balance)

Begründung:

Auch dieser Handlungsansatz lässt sich nicht isoliert von den ersten beiden Handlungsansätzen betrachten. Werden die vorherigen Handlungsansätze berücksichtigt und umgesetzt, kann beispielsweise durch ein gut geführtes Arbeitszeitmodell eine positive Work-Life-Balance für die Pflegefachkräfte etabliert werden. Das wiederum sorgt für ein positives Gefühl/Zufriedenheit, das wiederum sorgt für Engagement und führt zu einer höheren Tätigkeitsqualität. Davon profitieren Arbeitgeber, Arbeitnehmer und die Bewohner mit Unterstützungsbedarf. Laut Miebach (2007, S. 56) heißt es, dass mit höherer Arbeitszufriedenheit die Leistung und Produktivität steigt, sodass die Steigerung der Arbeitszufriedenheit immer ein strategisches Unternehmensziel darstellen sollte.

Tab.3: Priorisierung der Handlungsansätze

2.2 Zielkonzept für das BGM-Projekt

Im Folgenden wird ein passendes Zielkonzept für das BGM-Projekt dargestellt. Für jeden Handlungsansatz werden je ein Oberziel und je zwei Teilziele formuliert und mit Hilfe von Inhalt-, Ausmaß-, Zeit-Angaben übersichtlich in der Tabelle 4 aufgeführt.

Zielkonzept für das BGM-Projekt der Pflege-Residenz

Handlungsansatz 1	Handlungsansatz 2	Handlungsansatz 3
Verringerung von Fehlzeiten durch Maßnahmen der Verhaltensprävention/Optimierung der Arbeitsbedingungen	Förderung der Mitarbeitergesundheit und Arbeitsfähigkeit	Schaffung gesundheitsförderlicher Arbeitsbedingungen (Ergonomie/Arbeitszeitmodelle/Work-Life-Balance)
Oberziel	**Oberziel**	**Oberziel**
Verringerung der Fehlzeiten am Arbeitsplatz	Förderung der Mitarbeitergesundheit und Arbeitsfähigkeit	Schaffung von gesundheitsfördernden Arbeitsbedingungen
Teilziel 1	**Teilziel 1**	**Teilziel 1**
Inhalt: Krankenstand senken. **Ausmaß:** Um 1% senken, um damit im Branchendurchschnitt zu liegen. **Zeit:** Eine Senkung um 1% des Krankenstands ist in den nächsten zwei Jahren realistisch.	**Inhalt:** Gefährdungsbeurteilung vervollständigen. **Ausmaß:** Nach §5 Abs.3 ArbSchG von Betriebsärzten durchzuführen und für Arbeitssicherheit nach §1 ASiG umzusetzen. **Zeit:** Innerhalb der nächsten drei Monate.	**Inhalt:** Regelmäßige Arbeitszeiten. **Ausmaß:** Gleiche Schichtzeiten für alle im regelmäßigen Wochenwechsel. **Zeit:** Innerhalb der nächsten 6 Monate.
Teilziel 2	**Teilziel 2**	**Teilziel 2**
Inhalt: Termin- und Leistungsdruck verringern. **Ausmaß:** Mitarbeiter sollen durch zeitgleich sinkende Fehlzeiten etwa 10% mehr Zeit für die Pflege jedes Bewohners zur Verfügung haben. **Zeit:** 10% mehr Zeit pro Bewohner ist messbar realistisch innerhalb der nächsten zwei Jahre.	**Inhalt:** Implementierung eines Gesundheitszirkels. **Ausmaß:** Regelmäßige Treffen (1x/Woche) der Pflegefachkräfte. Ursachen- und Problemanalyse mit Interaktion der Betriebsärzte zur Entwicklung von Lösungsvorschlägen und -umsetzung. **Zeit:** Innerhalb der nächsten zwei Monate.	**Inhalt:** Arbeitszufriedenheit steigern. **Ausmaß:** Emotionales/Subjektives Ziel. Daher sollten Pflegedienstleitungen monatliche Personalgespräche führen. Anhand eines skalierten Fragebogens die Zufriedenheit messbar machen. Gesamtzufriedenheit aller Pflegefachkräfte im Durschnitt um 2 Skalenpunkte erhöhen. **Zeit:** Innerhalb des nächsten Jahres.

Tab.4: Zielkonzept für das BGM-Projekt der Pflege-Residenz

3 TEILAUFGABE 3 – Konzeption und Planung des BGM-Projekts

Das dritte Kapitel beschäftigt sich mit der Konzeption und der fortführenden Planung zur Einführung des BGM-Projekts der Pflege-Residenz. Dabei werden folgend die Phasen der Planung und die dazugehörigen zentralen Erfolgsfaktoren anschaulich dargestellt.

3.1 Planung fortführender Schritte anhand des 6-Phasen-Modells

Die folgende Abbildung zeigt die sechs nächsten logischen Schritte in chronologischer Reihenfolge. Dabei werden diese Schritte der jeweils relevanten Phase des 6-Phasen-Modells zugeordnet.

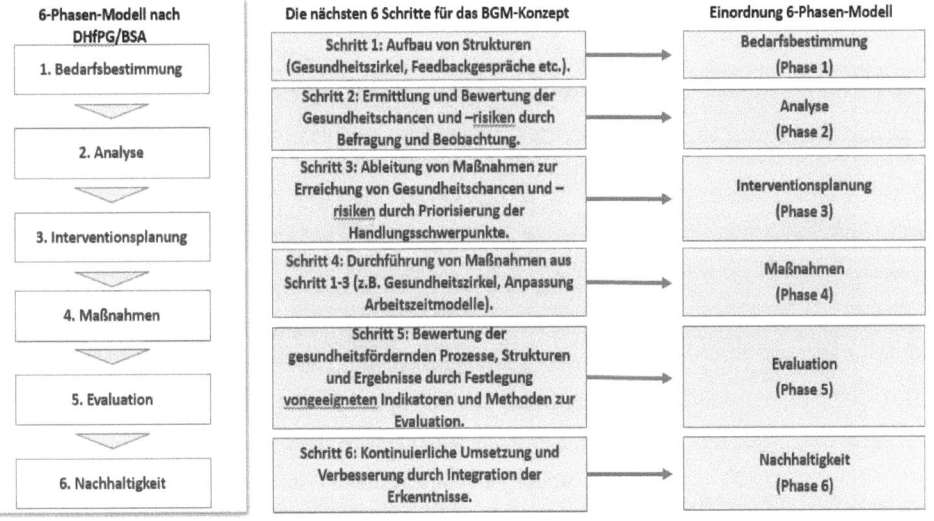

Abb.2: Planung fortführender BGM-Schritte anhand des 6-Phasen-Modells (eigene Darstellung, modifiziert nach DHFPG/BSA).

3.2 Berücksichtigung der Erfolgsfaktoren

Die Grundlage eines guten betrieblichen Gesundheitsmanagement ist die Berücksichtigung und die Einhaltung von Erfolgskriterien.

In der folgenden Tabelle werden drei zentrale Erfolgsfaktoren, die zur Durchführung des BGM-Projektes von Bedeutung sind, begründet dargestellt.

Berücksichtigung der Erfolgsfaktoren	
Erfolgsfaktor	**Begründung und Berücksichtigung bei der Planung**
Partizipation	Das Prinzip der Partizipation ist in diesem Fallbeispiel der Pflege-Residenz ein sehr wichtiger Erfolgsfaktor. Sowohl die Ottawa-Charta der WHO (1986) als auch die Luxemburger Deklaration (ENWHP, 2014) sahen schon früh, dass Menschen nur dann ihr Gesundheitspotential weitesgehend entfalten können, wenn sie Einfluss auf die Einflussfaktoren nehmen können. Das heißt, die Einbeziehung der gesamten Belegschaft der Pflege-Residenz kann hier als Leitlinie herangezogen werden, an der man sich für eine erfolgreiche betriebliche Gesundheitsförderung orientieren kann. Wilpert (1993, S.359) definiert Partizipation als die „Gesamtheit der Formen, d. h. direkte (unmittelbar persönliche) oder indirekte (mittelbar über Vertreter oder Institutionen), und Intensitäten (d. h.) von geringfügigen bis umfassenden, mit denen Individuen, Gruppen, Kollektive durch selbstbestimmte Wahl möglicher Handlungen ihre Interessen sichern". Innerhalb der Planung zur Durchführung eines betrieblichen Gesundheitsmanagements findet dieser Faktor vor allem Berücksichtigung hinsichtlich der Gestaltung von Gesundheitszirkeln und einzelnen Feedbackgesprächen. Hier haben die Mitarbeiter die Möglichkeit, alleine unter sich oder gemeinsam mit Führungskräften über ihre Belastungen am Arbeitsplatz zu sprechen und Vorschläge zur Reduzierung oder Bewältigung von Problemen zu erarbeiten. Zudem heißt es bei Ritter (1996), dass eine Beteiligung im Rahmen des Arbeits- und Gesundheitsschutzes bei den Beschäftigten zur Stärkung bzw. zum Aufbau der Eigenverantwortlichkeit, des Gefährdungsbewusstseins sowie des sicherheitsgerechten Handelns führt.
Strukturbildung	Ein gut geführtes und funktionierendes betriebliches Gesundheitsmanagement benötigt Struktur, bietet im Umkehrschluss aber

	auch gesundheitsfördernde Strukturen. Der ideale Aufbau sieht drei Ebenen der Strukturbildung vor: - Als oberstes Gremium fungiert ein Arbeits- bzw. Gesundheitskreis mit je einem Vertreter aus dem Personalmanagement (beispielsweise ein Betriebsarzt) - Auf der operativen Ebene existiert eine verantwortliche Person (z.B. Pflegedienstleitung) - Zu anderen Systemen im Unternehmen gibt es eine Vernetzung, ggf. auch themenspezifische Arbeitskreise/Projektgruppen. Bis auf die letzte Ebene wurden bereits alle Ebenen innerhalb der Planung berücksichtigt. Es empfiehlt sich, sicherzustellen, dass alle Bereiche untereinander vernetzt sind, kommunizieren und sich austauschen können.
Kontinuierlicher Verbesserungs-prozess (KVP)	Die Einführung eines BGM ist immer auch als Projekt anzusehen. Es werden zunächst Erfahrungen gesammelt und erst nach der Erfharungsbewertung werden Entscheidungen getroffen. Dieser Erkenntnisgewinn ermöglicht eine kontinuierliche Verbesserung innerhalb der Durchführung. Durch eine prozessorientierte Vorgehensweise mit Zielsetzung, Planung und Kontrolle kann die gewünschte Qualität eines BGM erreicht werden. Durch die messbaren Handlungsansätze aus Kapitel 2.2 ist dieser Erfolgsfaktor bei der Planung berücksichtigt worden.

Tab.5: Berücksichtigung der Erfolgsfaktoren

4 TEILAUFGABE 4 – Entwicklung eines Fragebogens

Das vierte Kapitel beschäftigt sich mit der Entwicklung und Begründung eines geeigneten Fragebogens, den man in Form einer individuellen Befragung innerhalb der Pflege-Residenz analyse- und ergebnisorientiert anwenden kann.

4.1 Entwicklung eines Fragebogens unter Berücksichtigung der Merkmalsbereiche

In der Tabelle 6 sind insgesamt 15 Items mit ihren jeweiligen Merkmalsbereichen formuliert. Im Anhang befinden sich zur visuellen Vorstellung zwei Skalierungsbeispiele.

15 ITEMS für die Mitarbeiterbefragung in der Pflege-Residenz		
Nr.	ITEMS	Merkmalsbereich
1	**Wie beurteilen Sie im Allgemeinen Ihren Gesundheitszustand?** -Ordinalskala (5 Stufen, sehr gut – schlecht)	Physische und psychische Belastungen
2	**Wie oft haben Sie die folgenden Beschwerden?** -einzelne Aufzählung von physischen und psychischen Beschwerden (Rückenschmerzen, Nervosität, Unruhe, Abgeschlagenheit, Demotivation etc.) -Ordinalskala (5 Stufen, praktisch immer – praktisch nie)	Physische und psychische Belastungen
3	**Ich fühle mich belastet durch folgende Bedingungen am Arbeitsplatz...** -einzelne Aufzählung von Bedingungen am Arbeitsplatz (Ständiges Sitzen/Stehen, schwere Hebearbeiten, Termin- und Zeitdruck, ständige Schichtwechsel etc.) -Ordinalskala (5 Stufen, stark – trifft nicht zu)	Physische und psychische Belastungen + Arbeitsinhalt
4	**Wie zufrieden sind Sie mit Ihrer Arbeit allgemein?** -Ordinalskala (5 Stufen, sehr zufrieden – sehr unzufrieden)	Arbeitsinhalt + Soziale Beziehungen
5	**Können Sie bei der Arbeit Neues dazulernen?** -Ordinalskala (5 Stufen, sehr wenig – sehr viel), je IST- und SOLL-Zustand	Arbeitsinhalt
6	**Können Sie bei Ihrer Arbeit Ihr Wissen und Können voll einsetzen?** -Ordinalskala (5 Stufen, sehr wenig – sehr viel), je IST- und SOLL-Zustand	Arbeitsinhalt
7	**Meine Arbeit ist so gestaltet, dass ich eine vollständige Arbeitsaufgabe von Anfang bis Ende gestalten kann!** -Likertskala (5 Stufen, trifft gar nicht zu – trifft völlig zu), je IST und SOLL-Zustand	Arbeitsinhalt + Organisation

8	**Ich stehe häufig unter Zeitdruck!** - Likertskala (5 Stufen, trifft gar nicht zu – trifft völlig zu), je IST und SOLL-Zustand	Arbeitsinhalt + Belastungen
9	**Arbeitsprobleme beschäftigen mich eigentlich den ganzen Tag!** - Likertskala (5 Stufen, trifft überhaupt nicht zu – trifft völlig zu)	Arbeitsinhalt + Belastungen
10	**Ich werde bei meiner eigentlichen Arbeit immer wieder durch andere Personen unterbrochen!** - Likertskala (5 Stufen, trifft gar nicht zu – trifft völlig zu), je IST und SOLL-Zustand	Arbeitsinhalt + Belastungen
11	**Wie viel Einfluss haben Sie darauf, welche Arbeit Ihnen zugeteilt wird?** - Ordinalskala (5 Stufen, sehr wenig – sehr viel), je IST und SOLL-Zustand	Arbeitsinhalt + Soziale Beziehungen/ Unterstützung
12	**Ich kann mich auf meine Kollegen/innen verlassen, wenn es bei der Arbeit schwierig wird!** - Likertskala (5 Stufen, trifft gar nicht zu – trifft völlig zu), je IST und SOLL-Zustand	Soziale Beziehungen/ Unterstützung
13	**Über wichtige Dinge und Vorgänge in unserer Organisation sind wir ausreichend informiert!** - Likertskala (5 Stufen, trifft gar nicht zu – trifft völlig zu), je IST und SOLL-Zustand	Soziale Beziehungen/ Unterstützung + Arbeitsinhalt/Organisation
14	**Unser Unternehmen bietet gute Weiterbildungsmöglichkeiten!** - Likertskala (5 Stufen, trifft gar nicht zu – trifft völlig zu), je IST und SOLL-Zustand	Soziale Beziehungen/ Unterstützung + Arbeitsinhalt/Organisation
15	**Die Leitung unserer Organisation ist bereit, die Ideen und Vorschläge der Beschäftigten zu berücksichtigen!** - Likertskala (5 Stufen, trifft gar nicht zu – trifft völlig zu), je IST und SOLL-Zustand	Soziale Beziehungen/ Unterstützung + Arbeitsinhalt/Organisation

Tab.6: 15 ITEMS für die Mitarbeiterbefragung in der Pflege-Residenz

4.2 Begründung des inhaltlichen Aufbaus des Fragebogens

Die Merkmalsbereiche Physische Belastungen, Arbeitsinhalt und soziale Beziehungen/Unterstützung wurden hinsichtlich der Problemschwerpunkte der Pflege-Residenz gewählt. In dem zu bearbeitenden Fallbeispiel geht es vor allem darum, die Gründe für den durchschnittlich hohen Krankenstand der Pflegefachkräfte zu analysieren. Vor dem Hintergrund der vorliegenden Informationen steht dieses Fachpersonal unter hoher physischer und psychischer Belastung. Es geht hervor, dass der Bedarf an intensiver Betreuung der Bewohner zunimmt, die Fehlzeiten der Mitarbeiter zunehmen und die Probleme zwischen Pflegedienstleitungen und Pflegefachkräfte steigen. Demnach macht es Sinn, in diesen Bereichen eine Befragung durchzuführen, die Aufschluss über das Erleben hinsichtlich der größten Problemstellungen in der Pflege-Residenz geben.

Dabei wurden die Fragestellungen so gewählt, dass sie die drei Merkmalsbereiche abdecken und möglichst viele Kennzahlen der Gefährdungsbeurteilung geben. Diese sollen helfen, die nötigen Handlungsempfehlungen umzusetzen und den Erfolg zu kontrollieren. Insbesondere Informationen zur subjektiven Einschätzung der Beschäftigten zu ihrer eigenen Gesundheit, zur Bewertung der Arbeitsbedingungen, zur Führung und zur Arbeitsfähigkeit („weiche Faktoren") können nur durch eine Befragung erhoben werden.

Die fünfstufige Likertskala ist für die Schaffung von Kennzahlen, die ein großes Ausmaß von subjektivem Empfinden analysieren soll, die beste Wahl. Nach Zok (2010) heißt es, dass die geeignete Skalierung zur Messung von persönlichen Einstellungen immer mehrstufig sind. Die Likertskala misst dabei den Grad der Zustimmung zu einer aufgestellten Behauptung/Aussage. Vor Ausführung der Befragung und Erstellung des Fragebogens sollte allerdings nochmals hinterfragt werden, ob eine vierstufige Skala aufgrund der Interpretierbarkeit der mittleren Kategorie eher Sinn ergibt. Die mehrstufigen Ordinalskalen haben den Vorteil, dass sich dadurch innerhalb der Befragung eine Mehrheit erkennen lässt und sich dadurch die Hauptgründe zum Arbeitsunfähigkeitsgeschehen der Pflege-Residenz offenbaren.

5 Literaturverzeichnis

Behr, M., Rixgens, P. & Badura, B. (2008). Das Unternehmensmodell – Elemente und Zusammenhänge. In B. Badura, W. Greiner, P. Rixgens, M. Ueberle & M. Behr (Hrsg.), Sozialkapital. *Grundlagen von Gesundheit und Unternehmenserfolg* (S.31-42). Berlin: Springer.

Miebach, B. (2017). *Handbuch Human Resource Management.* Wiesbaden: Springer Fachmedien Wiesbaden. https://doi.org/10.1007/978-3-658-10239-5.

Ritter, A. (1996). Mitarbeiterbeteiligung. In G. Wenninger & C. Hoyos (Hrsg.), *Arbeits-, Gesunheits- und Umweltschutz. Handwörterbuch verhaltenswissenschaftlicher Grundbegriffe* (S. 553-564). Asanger.

Rohmert, W. & Rutenfranz, J. (1975). *Arbeitswissenschaftliche Beurteilung der Belastung und Beanspruchung an unterschiedlichen industriellen Arbeitsplätzen.* Bonn: Bundesministerium für Arbeit und Sozialordnung.

Schaarschmidt, U. & Fischer, A. W. (2008). AVEM – Arbeitsweltbezogene Verhaltens- und Erlebensmuster. London: Pearsons.

Wilpert, B. (1993). Das Konzept der Partizipation in der A & O-Psychologie. In W. Bungard (Hrsg.), *Arbeits- und Organisationspsychologie im Spannungsfeld zwischen Grundlagenorientierung und Anwendung* (Schriften zur Arbeitspsychologie, 1.Aufl.). Bern: Hans Huber.

Zok, K. (2010). Gesundheitliche Beschwerden und Belastungen am Arbeitsplatz. Ergebnisse aus Beschäftigtenbefragungen. Berlin: KomPart.

Internetquellen:

Europäisches Netzwerk für betriebliche Gesundheitsförderung. (2014). Luxemburger Deklaration zur betrieblichen Gesundheitsförderung.

Zugriff am 05.07.2021. Verfügbar unter http://www.bkk-dachverband.de/gesundheit/luxemburger-deklaration/

World Health Organization. (1986). Ottawa-Charta zur Gesundheitsförderung 1986, World Health Organization
Zugriff am 05.07.2021. Verfügbar unter http://www.euro.who

6 Abbildungs- und Tabellenverzeichnis

6.1 Abbildungsverzeichnis

6.2 Tabellenverzeichnis

Anhang

Anhang 1: Beispiel Skalierung – Ordinalskala Frage Nr. 2 (Kapitel 4.1)

„Wie oft haben Sie die folgenden Beschwerden?"					
	praktisch immer	häufig	immer mal wieder	selten	praktisch nie
Rückenschmerzen	O	O	O	O	O
Nervosität, Unruhe	O	O	O	O	O
Müdigkeit, Abgeschlagen-heit	O	O	O	O	O
...	O	O	O	O	O

(Abbildung modifiziert nach Zok, 2010).

Anhang 2: Beispiel Skalierung – Likertskala Frage Nr.9

„Arbeitsprobleme beschäftigen mich eigentlich den ganzen Tag"				
trifft völlig zu	trifft überwie-gend zu	teils-teils	trifft überwie-gend nicht zu	trifft überhaupt nicht zu
O	O	O	O	O

(Abbildung modifiziert nach Schaarschmidt & Fischer, 2008).

BEI GRIN MACHT SICH IHR WISSEN BEZAHLT

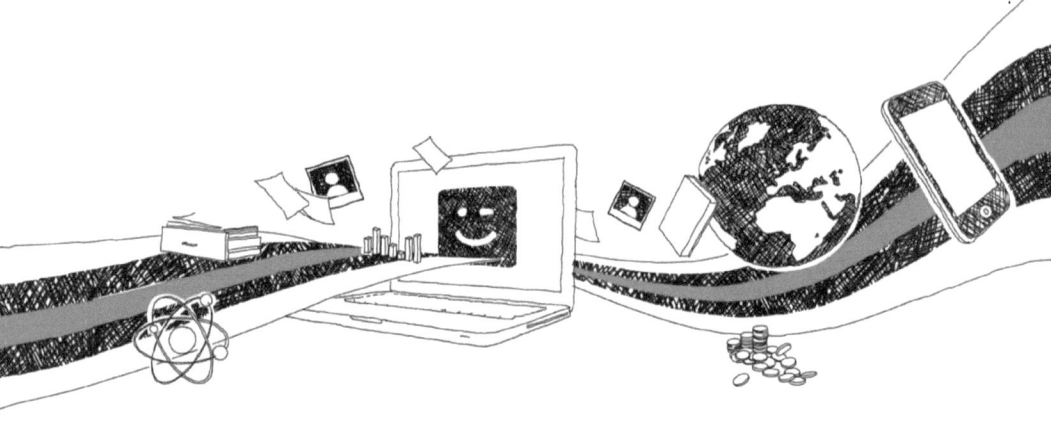

- Wir veröffentlichen Ihre Hausarbeit,
  Bachelor- und Masterarbeit

- Ihr eigenes eBook und Buch -
  weltweit in allen wichtigen Shops

- Verdienen Sie an jedem Verkauf

Jetzt bei www.GRIN.com hochladen
und kostenlos publizieren

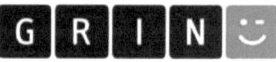